Susanne Bergmann

Multiple Sklerose- (un)heilbar?!

Autorin

Susanne Bergmann, geboren 1969, hat im November 2006 neurologische Beschwerden gehabt und wurde nachdem erneute Probleme im Januar 2007 auftraten nach langwierigen Untersuchungen mit Multipler Sklerose diagnostiziert. Aus eigenem Antrieb und der Krankheit den Kampf ansagend, suchte sie nach Wegen der Multiplen Sklerose Einhalt zu gebieten. Nach Konsultationen von Homöopathin, Heilpraktiker, Meditations- und Reikilehrern und nach eigenen Recherchen, wie und wodurch ein Körper uneingeschränkt funktioniert, lebt sie heute wieder absolut beschwerdefrei und teilt in diesem Buch ihre Erfahrungen mit.

Multiple Sklerose – (un)heilbar?!

Susanne Bergmann

Bibliografische Informationen der Deutschen Nationalbibliothek:
Die Deutsche Nationalbibliothek verzeichnet diese Publikation in der Deutschen Nationalbibliografie; detaillierte bibliografische Daten sind im Internet über < http://dnb.d-nb.de > abrufbar.

Umschlaggestaltung: Eric Van Bibber, Columbus, GA, USA
Herstellung und Verlag: Books on Demand GmbH, Norderstedt
ISBN: 978-3-8423-7354-9

Für alle, die an einer unheilbaren
Krankheit leiden

Multiple Sklerose

„Laut Angaben des Universitätsklinikum Freiburg leiden bundesweit ca. 120.000 Menschen an dieser chronischen Entzündungserkrankung des ZNS, die häufig erstmalig zwischen dem 20. und 40. Lebensjahr, aber auch bei älteren Personen nach Erreichen des 50. Lebensjahr auftritt. Im Jahre 2000 berichteten Experten der Universität Göttingen, dass auch Kleinkinder im Alter von ca. drei Jahren eine MS entwickeln können. Bei den 5.000-6.000 Neuerkrankten pro Jahr überwiegt jedoch aus noch ungeklärten Ursachen der Anteil der erwachsenen Frauen.“ (http://www.multiplesklerose.com/)

Danksagung

Ich danke all denen, die mich immer wieder ermutigt haben, dieses Buch zu schreiben. Mein besonderer Dank gilt meinem Bruder Daniel, der immer daran geglaubt hat, dass ich die MS besiege; meiner lieben Freundin Sandra, meinen lieben Freunden Michael, Eric, Mark und Tory aus den USA, die gar nicht abschätzen können, wie wichtig mir der Kontakt zu ihnen ist und meiner Freundin Gemma aus Uganda. Ohne Euch hätte ich das alles nie aufgeschrieben. Danke.

Ich danke allen meinen Ärzten, meiner Homöopathin, meinem Heilpraktiker, meiner medialen Heilerin, meinen Reiki-Lehrern für ihr Hilfe und Unterstützung. Jeder von ihnen hat einen unschätzbaren Beitrag zu meiner Heilung geleistet.

Inhaltsverzeichnis

Die Diagnose

Schon als ich in der Nacht aufstand, um zur Toilette zu gehen, kam es mir komisch vor. Ich war dermaßen schlaftrunken, dass ich regelrecht durch den Flur torkelte. Mein linkes Bein war eingeschlafen und wurde einfach nicht wach. Ich dachte mir nichts dabei, ging zurück ins Bett und schlief weiter. Am Morgen war die Situation unverändert und ich bemerkte, dass ich auch nicht richtig sehen konnte. Ich bekam Angst, glaubte fest, ich würde schielen, meine Augen hätten die Position verändert und würden sich nicht mehr in die Richtung bewegen, in die ich versuchte zu sehen.

Das war der Beginn: mein erster Schub in der Nacht vom 31. Oktober auf den 1. November 2006. Es sollte aber noch mit Hilfe mehrerer Ärzte und zweier Krankenhausaufenthalte und unzähligen Untersuchungen über drei Monate dauern bis die Diagnose endgültig feststand.

Da man mir gleich zu Beginn sagte, dass es auch Multiple Sklerose sein könnte, habe ich mich bereits zu dem Zeitpunkt über die Krankheit informiert und weiterhin gehofft, dass man doch einfach etwas anderes finden würde. Aber es blieb dabei. Obwohl ich mich gut darauf vorbereitet hatte, schloss ich mich nach der endgültigen Diagnose in meinem Schlafzimmer ein und weinte.

Ich weinte vielleicht ein oder zwei Stunden, dann hörte ich schlagartig damit auf. Immer hatte ich gesagt, dass alles im Leben seinen Sinn hat, alles irgendwie vorbestimmt ist. Jeder Mensch, mit dem wir reden, dem wir auf der Straße begegnen, jede Information, die wir erhalten, durch andere oder durch öffentliche Medien. Alles ist für irgendetwas gut. Irgendwann macht es plötzlich Sinn, dass man etwas erlebt, gelesen, gehört, geschmeckt hat.

Wofür ist die Multiple Sklerose wichtig in meinem Leben? Für irgendetwas muss sie gut sein. Aber wofür? Das heraus zu finden, kostete mich Zeit, Geld und Energie. Ob es nun die abschließende Beantwortung dieser Frage ist, was ich für mich heraus gefunden habe oder ob noch etwas danach kommen wird, das weiß ich noch nicht.

Als die MS diagnostiziert wurde, war ich gerade 37, heute bin ich 42 Jahre alt und lebe absolut beschwerdefrei und ohne Medikamente. Aus Überzeugung, und weil ich glaube, dem Ursprung meiner MS auf die Schliche gekommen zu sein, will ich hier davon erzählen, um anderen Menschen Mut zu machen, Hoffnung zu geben, vielleicht etwas die Angst zu nehmen.

Ich bin kein Arzt, und kein Leser sollte mein Buch zum Anlass nehmen, seine Medikamente einfach abzusetzen oder meine Erfahrungen und Erlebnisse auf sich selbst zu beziehen. Fragen Sie bitte immer Ihren Arzt, wenn Sie etwas in Ihrem Leben unter Berücksichtigung Ihres Krankheitsbildes unternehmen wollen.

Warum MS?

Wozu hat man Multiple Sklerose? Ich konnte auf diese Frage keine Antwort finden – bis heute nicht. Aber irgendwann sagte ich mir, dass nicht die Krankheit mich fertig machen wird, sondern ich die Krankheit.

Nun stellte ich mir eine neue Frage: Wie sollte ich das anpacken?

Wie es der Zufall wollte, stand ich auf dem Flohmarkt, um ein paar alte Bücher zu verkaufen und ein paar Staubfänger, die ich sowieso immer nur von einer Ecke in die andere verschoben hatte. Auch wenn ich ja eigentlich meinen alten Kram loswerden wollte, so sah ich mich auf dem Flohmarkt auch bei den benachbarten Verkäufern um. Einer direkt neben mir verkaufte ein altes Buch über Multiple Sklerose. Das Buch war weit über 30 Jahre alt. Ich war begeistert. Und ich bekam es auch noch geschenkt, weil auch mein Standnachbar einfach nur noch seine Sachen loswerden und sie nicht mehr nach Hause tragen wollte.

In diesem Buch beschrieb ein Arzt, wie er Patienten heilte noch lange bevor es lindernde Medikamente gegen die unheilbare Krankheit gab. Heilung einer unheilbaren Krankheit? Meine Neugier war geweckt.

Ich hatte mich auch in das Schicksal derer ergeben, die sich mehrfach und regelmäßig in der Woche Interferon injizieren. Und ich litt zunehmend unter den Nebenwirkungen. Anfangs machten sie sich nicht bemerkbar, doch plötzlich kam es zu Fieberschüben, Lippenherpes, starken Kopfschmerzen, Blutergüssen um die Einstichstelle, Schweißausbrüchen, Bluthochdruck und so weiter und so weiter.

Ich recherchierte im Internet über den Autor des Buches, der heute eine Klinik betreibt, in der vorrangig MS- Patienten behandelt werden. Natürlich mit den handelsüblichen Medikamenten. Keine Rede mehr von Heilung. Keine Rede mehr von alternativen Behandlungsmethoden. Wer stellt sich auch den großen Pharmakonzernen entgegen? Schön mit dem Strom mit geschwommen, verdient er doch auch so sein Geld. Keine Rede mehr von Heilung, weil die Heilung der Multiplen Sklerose ja unmöglich ist.

Ich las mich kreuz und quer durch das Internet, kaufte und verschlang Bücher in drei Sprachen, diskutierte mit Neurologen und Neurochirurgen. Und immer erhielt ich die die einzig gültige und anerkannte Aussage: MS ist nicht heilbar. Je nach Krankheitsverlauf bleibt Ihnen noch so und so viel Zeit, dann könnte....

Das konnte ich nicht akzeptieren. Es musste auch noch andere Meinungen geben. Vielleicht durfte man nur einfach nicht mit den Fachärzten für dieses Gebiet sprechen. Ich war inzwischen in verschiedenen Foren im Internet und bei Verbänden verschiedener Länder eingetragen. Dort unterhielt ich mich mit unzähligen an MS erkrankten Männern und Frauen.

Einigen ging es den Umständen entsprechend, einige hatten häufig wiederkehrende Schübe und viel Stress, der diese auslöste. Andere saßen im Rollstuhl, hatten sich geradezu aufgegeben und warteten auf ihr Ende, mürrisch gegen alles und jeden, weil sie dieses Schicksal nicht verdient hatten. Aber ein, zwei wenige berichteten mir, dass es ihnen ausgezeichnet geht seitdem sie ihre Ernährung umgestellt hatten und sich von allen erdenklichen Umweltgiften fern hielten. Das beinhaltete gespritztes Obst und Gemüse genauso wie Putzmittel, die bekannter weise auf Erdöl basieren.

Eine interessante Theorie. Die gesundheitsgefährdende Wirkung als schädlich eingestufter Substanzen, denen wir im Alltag immer wieder begegnen. Kann eine Überdosis davon MS auslösen? Und wie stelle ich fest, ob ich eine Überdosis Umweltgift in mir habe? Und welches? Ich habe Jahre zuvor häufig allergisch auf die verschiedensten Sachen reagiert, so stark, dass ich medikamentös versorgt werden musste. Wo sollte ich nun einen Ansatz finden?

Die Homöopathin

Ich reiste nach Deutschland. Dort traf ich zunächst eine Homöopathin, die mir Blut abnahm und an ein Labor einschickte. Bluttests hatte ich bereits viele gemacht, aber nur wenige Laboratorien sind überhaupt in der Lage einen Test wie diesen zu machen. Es wurden nicht die Werte im Blut bestimmt, sondern die Werte in den einzelnen Zellen im Blut.

Nach Erhalt der Laborergebnisse waren die Homöopathin wie ich positiv überrascht wie gut meine Werte für eine chronisch Kranke sind.

Sie erläuterte, woran man erkennt, dass eine aktive Entzündung im Körper arbeitet und wie man die Zellen „aktiviert", um die Kommunikation zwischen den einzelnen Zellen im Körper zu verbessern und zu beschleunigen.

Im Zuge dieser umfassenden Informationen bezog ich Nahrungsergänzungspräparate aus Deutschland und den USA, um meine Zellaktivität zu beschleunigen.

Warum aus den USA? Ganz einfach, weil es sie in Deutschland nicht so hoch dosiert gibt. Die empfohlenen täglichen Verzehrmengen sind bei uns sehr niedrig gehalten. Vielleicht befürchtet man, wir könnten uns zu gut fühlen? Stattdessen fungieren wir als menschliche Versuchskaninchen für zum Beispiel Medikamente gegen unheilbare Krankheiten, die aber sowieso nicht heilen, aber angeblich das Leben besser machen. Ein wenig Sarkasmus sei mir hier gegönnt.

Zurück zu meinen Nahrungsergänzungsmitteln, mit denen ich mich aufgepäppelt habe. Ich fühlte mich super, hatte das Gefühl Bäume ausreißen zu können. Also ließ ich nur knapp 30 Tage nach der Einnahme eine neue Kernspintomographie machen.

Und siehe da, die Läsionen, die zuvor deutlich sichtbar in meinem Nervensystem leuchteten, waren nur blass und dunkel zu erkennen.

Meine Neurologin war begeistert, stellte fest, dass die Krankheit „eingeschlafen“ sei. Dies sei nur möglich, wenn man immer artig seine Spritzen nähme. Großartig, wie falsch sie doch lag. Ich versuchte ihr zu erklären, dass ich doch zwischenzeitig in Deutschland gewesen sei, und was ich doch für mich rausgefunden hatte. Ich wollte ihr von der beschleunigten Zellkommunikation erzählen und den Nahrungsergänzungen, aber sie ist mir wie einem Kleinkind über den Mund gefahren und hat mir erklärt, dass nur die

Spritzen so gut helfen könnten, alles andere bilde ich mir nur ein. Na klar doch, ich bin ja auch ein phantasievoller Mensch und meine Ärztin leider festgefahren in ihrem Trott.

Der Heilpraktiker

Ich nahm weiterhin meine Nahrungsergänzungsmittel und ging in Deutschland zu einem hervorragenden Heilpraktiker, um mich mit Hilfe eines Bioresonanzsgerätes auf meine Multiple Sklerose testen zu lassen.
Der gute Mann stellte direkt fest, dass ich keine Multiple Sklerose im klassischen Sinne haben würde, weil das Gerät dies nicht anzeigte. Aber die gleiche Symptomatik und schlussendlich MS- Auswirkungen werden auch auf anderem Wege erworben.

Es gibt also MS- Kranke, die einfach MS haben. Und es gibt MS- Kranke, die das Krankheitsbild der MS durch bestimmte Auslöser erworben haben. Der Auslöser der klassischen MS ist unbekannt, daher gibt bis heute keine Kur und Heilungschance. Aber die durch andere Ursache erworbene Multiple Sklerose sollte dann ja behandelbar sein, wenn man nur den Ursprung kennt.

Wir testeten weiter auf Allergien. Ich hatte schon immer das Gefühl allergisch auf Pestizide zu reagieren, habe sowieso eine sehr empfindliche Nase. Meine Vermutung hatte sich dann auch sofort bestätigt. Das Gerät schlug sofort auf Pestizide an. Als ich meinen ersten Schub bekam, hatte am Tag zuvor der Gärtner die Plantage, auf der ich zu der Zeit lebte, mit Pestiziden besprüht, und zusätzlich hatte ich ein neues Putzmittel für das Badezimmer gekauft, welches mir unangenehm zu schaffen machte. Alles zusammen der Auslöser für meine MS? Möglich, aber das ist noch nicht alles.

Bekanntermaßen ist es ja erst dann richtig schlimm, wenn man alle Faktoren beieinander hat.

Jahre zuvor war ich viel gereist. Vor meinen Reisen hatte ich mich über Land, Kultur, Leute und auch über mögliche Erkrankungen informiert und hatte einen Impfarzt konsultiert.

Eine schöne Praxis mit vielen Diplomen und Zertifikaten, die ihn besonders als Impfarzt auszeichneten, und trotzdem passierte das, was hätte nicht geschehen sollen. Mich auf das Fachwissen des Arztes verlassend, ließ ich mich gegen alles und nichts impfen, damit mir auch ja nichts Lebensbedrohliches zustoßen möge bei meinen Auslandsaufenthalten.

Darunter war auch eine Impfung gegen Hepatitis A und B, die allerdings noch nicht auf ihre Spätfolgen getestet war.

Woher hätte ich als Patientin, die ihrem Arzt vertraut, denn so etwas wissen sollen? Jedenfalls stand erst Jahre später im Beipackzettel des Impfserums, dass diese Impfung bei wenigen geimpften Personen MS ausgelöst habe.

Welche Freude, dass ich mich auch zu dieser Gruppe von Minderheiten zählen darf.

Als Amerikaner oder in Amerika geimpft, könnte ich heute eventuell Millionär sein, wenn ich eine Produkthaftungsklage angestrengt hätte. In Frankreich hat man Betroffenen eine Entschädigung gezahlt. In Deutschland gibt es natürlich nichts. Man steht ja auch in der Beweispflicht, aber wie soll man einem großen Pharmakonzern seine Schuld nachweisen? Selbst wenn der gleiche Konzern in Frankreich seine Schuld eingestanden hat, heißt das noch lange nicht, dass der gleiche Konzern seine deutschen Opfer auch entschädigt.

Na schön, wenn die nicht helfen, muss ich mir selbst helfen. Das war sowieso schon immer meine Devise.

Was hatte ich bis jetzt getan? Was hatte ich erreicht?

Ich hatte eine Homöopathin, die auch studierte Biologin und Ärztin ist, konsultiert, die mich über Zellkommunikation aufgeklärt hat.

Ich hatte Ergebnisse über die Werte in den Zellen in meinem Blut.

Ich war bei einem Heilpraktiker, der festgestellt hatte, dass ich keine klassische MS habe, sondern bestimmte Faktoren, diese MS- Erscheinung ausgelöst haben.

Und was jetzt?

Ich kann natürlich durch den lebenslangen Verzehr doch recht teurer Nahrungsergänzungsmittel meine Krankheit schlafen lassen, aber ich will sie ja los werden.

Sicher, das will jeder, und es heißt ja auch, es sei unheilbar. Einmal krank, immer krank. Aber wollen sie das wirklich als ultimative Wahrheit akzeptieren ohne zu versuchen ihr Schicksal zu ändern? Wir werden krank gemacht von den Pharmabetrieben, der verseuchten Umwelt, unseren Nahrungsmitteln, die ja ach so gut kontrolliert sind, und dann will keiner mehr was damit zu tun haben, und zu teuer ist es ja sowieso. Das kann ja wohl nicht sein.

So wie ich mich an manchen Tagen fühlte, wollte ich mich nicht bis an das Ende meiner Tage fühlen. Wie viele Menschen fühlen sich noch schlechter und das das schon viel länger? Wer hat nicht schon von seinem Arzt gesagt bekommen, dass das nun einmal einfach so ist und man könne da nichts machen? Nehmen Sie doch einfach weiter Ihre Medikamente, etwas anders hilft Ihnen ja auch nicht.

Haben Sie schon einmal auf den Wortlaut von Ärzten geachtet, wenn diese einem Medikamente verschreiben? Ich verschreibe Ihnen jetzt erst einmal das hier, und wenn das nächste Woche noch nicht besser ist, kommen sie wieder, dann „versuchen“ wir etwas anderes. Es ist immer nur ein Versuch. Woher soll der Arzt auch wissen, auf welches Medikament Ihr Körper anspricht, oder ob er überhaupt richtig liegt mit seiner Diagnose? Und wissen Sie, wie viel er dafür bekommt einen Fragebogen für einen Pharmakonzern auszufüllen, nachdem er gerade an Ihnen ein neues Medikament ausprobiert hat?

Also, ich wollte mich nicht in mein Schicksal ergeben und mich als MS-Kranke auf Lebenszeit abstempeln lassen. Ich bekam einen Tipp. Ich solle zu einem Geistheiler gehen.

Was soll ich? Na so ein Geistheiler, so welche, die auch Warzen besprechen und Gürtelrosen. Nee, nee, dafür kann ich nicht auch noch Geld ausgeben. So ein Blödsinn. Jemand murmelt dann meine MS weg? Ach nee, das ist doch nun wirklich bescheuert. Oder vielleicht doch nicht? Na jedenfalls, nachdem man mich bekniet hat, ich solle es doch ausprobieren, und man kenne durch eine Freundin eine, die so was mache, und man bezahle mir die erste Sitzung. Okay, wenn es mich nichts kostet, dann beweise ich Euch mal, was das für ein Blödsinn ist.

Ich möchte an dieser Stelle ganz offiziell bei allen Geistheilern, medialen Heilern, Schamanen und allen, die in nicht-medizinischen Heilberufen tätig sind um Entschuldigung bitten für meine dumme und unwissende Einstellung, mit der ich in der Vergangenheit ihre Tätigkeit belächelt habe.

Die mediale Heilerin

Ich bin damals zu einer medialen Heilerin gegangen, wie gesagt eine, die mir sehr empfohlen wurde. Leider gibt es sicher viele, die durch mangelnde Qualifikation eher schaden als nutzen und so diesen Berufsstand in Verruf bringen. Ich habe mit der Heilerin meines Vertrauens ein langes Einführungsgespräch geführt, in dem ich mehrfach bekundete, dass ich aber nicht an die Wirkung glauben würde. Ich müsse das auch nicht, hatte sie mir gesagt, und ich dachte nur, dass ich es ja nicht selber zahlen müsse.

Ich kann und möchte nicht im Detail beschreiben, was ich empfunden habe, wie sich diese Behandlung angefühlt hat, aber es ist in jedem Fall sehr real und nicht nur irgendwelche Einbildung oder Spinnerei. Ich habe nach meiner Rückkehr nach

Hause weitere Behandlungen in Form von Fernbehandlungen wahr genommen. Man muss sich das auf telepathischer Ebene vorstellen und auch das funktioniert hervorragend. An meiner MS arbeitend, spürte ich genau das, was ich während meiner zwei Schübe empfunden hatte noch einmal. Körperlich fühlt es sich wie ein weiterer Schub an, was mich jedoch nicht beunruhigte, weil ich ja wusste, dass sie an mir „arbeitet". Das klingt verrückt? Ja, ich gebe Ihnen recht, aber wenn es doch wirkt. Dicse ganze mediale oder spirituelle Arbeit hat mich nun doch sehr fasziniert. Meine Heilerin hat mit mir Gebete gesprochen bevor sie ihre Tätigkeit begann. Es waren sehr alte Gebete, die ich nie zuvor gehört hatte.

Gebete, und ich hatte mich vor so vielen Jahren von der Kirche abgewandt. Hatte ich deswegen MS bekommen? Und jetzt hatte ich den Beweis, dass es doch wahr ist, dass man glauben muss. Ich kaufte mir Bücher. Ich suchte nach alten Gebeten. Ich las wieder in der Bibel. Ich wollte irgendeinen Hinweis finden, vielleicht einen Beweis, aber sicher Hilfe. Es ging mir zu diesem Zeitpunkt ja eigentlich schon wieder ganz gut, auch mit der Krankheit in mir. Wie schlecht geht es doch anderen? Ich fand zu meinem Glauben zurück. Und dank der Hilfe lieber und gläubiger Freunde wurde ich immer weiter gebracht auf meinem Weg.

Mantra

Meine Heilerin hat neben den mit mir bzw. für mich gesprochenen Gebeten ein Mantra aufgesagt. Es soll besonders wirksam sein bei Krankheit, ganz besonders bei Multiplere Sklerose, was dann wohl auch für weitere Immunerkrankungen zutrifft.

„Om Si Ja" (om si dscha gesprochen), neun Mal hinter einander.

Ich wusste nicht, wie es wirkt, geschweige denn ob es wirkt, aber ich habe es aufgesagt oder im Geist vor mich hin gemurmelt. Und ich suchte nach Informationen über Mantras und ihre Wirkung, aber auch nach Informationen über ihre Herkunft und Anwendung.

Sicher kann man nicht alles auf der Welt ausprobieren, aber ein Mantra in einer ruhigen Minute aufzusagen, das schafft noch jeder.

Eines der berühmtesten, wenn nicht das berühmteste Mantra auf der Welt ist wohl

„Om Mani Padme Hum“

Das ist das Mantra des (weiblichen) Buddhas des Erbarmens, der in vielen Kulturen bekannt ist. In Japan als Göttin Kwannon, in China als Kuan Yin, in Indien unter dem Namen Avalokiteshvara und in Tibet Chenresi.

Dieses Mantra besiegt die Furcht und zerstreut die Sorgen. Es wird auf Gebetsfahnen gedruckt und auf Mani-Steine geschrieben. Vereinzelt habe ich sie zum Kauf in deutschen Buchhandlungen gesehen.

Es gibt auch verschiedene Medizinbuddhas, es sollen wohl sieben sein.

Man kennt sie als blaue Buddhas vor einem Regenbogen. Buddhafiguren begleiten uns heute durch den Alltag, denn sie sind fast überall zu finden und werden in verschiedenen Ausführungen zum Kauf angeboten. Aber Buddha ist nicht gleich Buddha.

Das Mantra des Medizinbuddhas aufzusagen bringt kurz- aber auch langfristigen Erfolg.

„Tayata
Om Bekandzay Bekandzay Maha Bekandzay Bekandzay
Radza Samugatay Soha"

Meine Mediale Heilerin hatte mir seinerzeit empfohlen Mantras neuen Mal aufzusagen. Gelesen hatte ich von sieben Mal. Buddhisten versuchen „Om Mani Padme Hum" 100.000 Mal aufzusagen für die Erleuchtung. Das ganz große Ziel liegt bei 1.000.000!

Meditation und Reiki

Ich reiste erneut nach Deutschland, um an einem zehntägigen Meditationskurs teil zu nehmen. Ich habe mir durch diese Meditation, durch die Stille, die Einkehr in mich selbst erhofft Antworten zu finden. Vielleicht eine Eingebung zu haben oder irgendetwas, das mich weiter bringt auf meinem ganz persönlichen Weg. Ich erlangte keine Erleuchtung oder so etwas, aber diese innere Ruhe und die Ruhe um mich herum hat mir einfach gut getan. Dazu kam noch, dass ich während meiner Reise und dort nicht wirklich eine Gelegenheit hatte meine Spritzen gekühlt aufzubewahren. Deshalb hatte ich sie nicht mitgenommen. Und es ging mir in dieser Zeit besser als in der ganzen Zeit mit der Medikation. Wieder zuhause spritze ich dennoch weiter.

Spirituelle Heilungen, Schamanen, Reiki, es gibt ja so vieles. Durch gelesene Bücher und via Internet kam ich von einer Seite auf die nächste. Von Buchautoren über Heiler bis hin zum Reiki. Und kurzentschlossen erkundigte ich mich nach einem Reiki-Kurs. Unwissend, was Reiki wirklich ist, woher es kommt und wie es wirkt, reiste ich wieder nach Deutschland.

Ich habe an diesem einen Wochenende eine sehr tief berührende Erfahrung gemacht, die mich absolut überzeugt hat, dass da so viel mehr ist. Dass wir alle in der Lage sind, so viel zu spüren, zu verstehen, zu erlernen und an andere weiter zu geben. Es waren spannende und lehrreiche Tage für mich. Es hatte sich eine neue Lebenseinstellung für mich aufgetan. Ich kehrte nach Hause zurück. Dort versuchte ich meine neu erworbenen Kenntnisse und

Fähigkeiten, Reiki weiter zu geben an meinen Haustieren. Die flüchteten zunächst einmal, weil da von meinen Händen offenbar etwas für Tiere Unheimliches ausging. Doch sie gewöhnten sich daran und genossen ihre Reiki-Behandlungen ganz offensichtlich.

Ich meditierte nun täglich und gab mir selbst Reiki. Ich spürte die Veränderung, mein gesteigertes Wohlbefinden und meine bessere Gemütsverfassung. Ich fühlte mich einfach super.

Nun ergab es sich aus privaten Gründen, dass ich erneut nach Deutschland reisen sollte. In diese Reisetage wäre mein nächster Neurologentermin gefallen, bei dem ich ja nun auch meine neuen Rezepte für meine Interferonspritzen bekommen sollte. Ich war neun Mal dort, um den Termin verlegen zu lassen. Jedes Mal wollte die Arzthelferin meiner Ärztin eine Notiz hinterlassen, jedes Mal sollte ich einen neuen Termin bekommen. Nichts tat sich. Ich flog nach Deutschland, zu diesem Zeitpunkt schon ohne Spritzen, ohne jegliche Medikamente. Wieder zurück hatte ich immer noch keinen neuen Termin. Ich fuhr wieder zur Klinik, traf meine Neurologin beim Kaffee trinken an. Sie sagte, mein neuer Termin käme mit der Post.

Der Termin kam dann auch, allerdings ein halbes Jahr später. Ein halbes Jahr ohne meine Spritzen. Ein halbes Jahr ohne Kopfschmerzen, ohne Lippenherpes, ohne Nebenwirkungen. Ich nahm das zugelegte Übergewicht teilweise wieder ab. Ich fühlte mich einfach wohl.

Was ich tat? Ich meditierte, gab mir Reiki, betete, nahm Vitamintabletten. Und ansonsten lebte ich wie jeder gesunde bzw. nicht an MS erkrankte Mensch.

Ich traf Freunde, ich ging aus, ich unternahm einmal wieder etwas. Meine Dauermüdigkeit war wie weggeblasen. Die Bluthochdruckprobleme auch. Es ging mir einfach wunderbar.

Neurologentermin

Nun war endlich der Termin mit meiner Neurologin gekommen. Sie war sehr erfreut, mich zu sehen und stellte fest, dass ich hervorragend aussehen würde. Ich bestätigte das und fügte hinzu, dass es mir auch ausgezeichnet gehen würde. Bevor sie fragen konnte, erklärte ich, dass es mir so gut gehe seitdem ich mich nicht mehr spritzen würde.

Sie fragte, warum ich denn einfach nicht mehr gespritzt hätte. Oh wie herrlich war es ihr den schwarzen Peter zuzuschieben. Ich erklärte, dass ich keinen Termin bekommen habe und damit auch keine Rezepte. Ich hätte mich ja nicht spritzen können, nicht etwa, dass ich wirklich gewollt hätte.

Ich erklärte ihr, dass ich mich nicht mehr spritzen wolle, weil ich mich so wesentlich besser fühlen würde.

Und da die Spritzen die Krankheit nicht heilen sondern nur verzögern falls denn überhaupt ein neuer Schub eintreten würde, so wolle ich davon Abstand nehmen. Sie war sofort mit mir einer Meinung, weil sie erkannte, dass es mir ganz offensichtlich wirklich ohne die Medikamente besser ging. Aber sie stellte eine Forderung, die ich sehr begrüßte. Sie verlangte von mir ein neues MRT (Magnetresonanztomographie/Kernspintomographie) zu machen, um zu sehen, ob die Krankheit nicht doch wieder aktiv in meinem Körper arbeitet und Nervengewebe zerstört.

Der Termin zur Tomographie war kurzfristig verfügbar und die Ergebnisse sollten direkt an meine Ärztin weiter geleitet werden. Man wolle sich umgehend bei mir melden, falls etwas auffällig wäre. Ich habe seitdem nie wieder etwas von meiner

Neurologin gehört. Auf Nachfrage habe ich herausgefunden, dass die „Kernspin“ absolut unauffällig gewesen sei.

Was ist da nun genau mit mir passiert? Habe ich einfach Glück gehabt? Hat Gott mich auf den richtigen Weg zurück geführt und mich geheilt? Oder habe ich die Lücke gefunden, die die Pharmaindustrie uns MS- Kranken nicht zugesteht, um ihre teuer erforschten Medikamente verkaufen zu können? Ich bin mir da nicht sicher. Ich weiß nur, und da bin ich mir ganz sicher, dass ich nicht die Einzige bin, nicht die Einzige sein kann, bei der es möglich ist solche Fortschritte zu erzielen.

Vielleicht lesen Sie gerade dieses Buch und fragen sich, ob Sie nicht auch diesen Weg gehen können, weil Sie nach einem Weg zur Besserung suchen.

Ich möchte hier noch einmal betonen, dass ich kein Mediziner bin. Also egal, was sie selbst ausprobieren wollen, besprechen Sie sich mit Ihrem Arzt. Setzen Sie nicht einfach eigenmächtig Ihre Medikamente ab. Man kann auch Medikamente nehmen und zusätzlich all das tun, was ich auch getan habe während ich gespritzt habe. Vielleicht erreichen Sie auch den Moment, in dem Ihr Arzt Ihnen zugestehen muss, dass Sie ohne Medikamente besser leben.

Im nun nachfolgenden stelle ich Ihnen gezielt Blutergebnisse vor, was sie aussagen und wie die Zellkommunikation aktiviert wird.

Ich werde Sie noch einmal durch alle Schritte führen, die ich unternommen habe, ohne jedoch Namen von Ärzten, Heilpraktikern, Heilern oder Präparaten zu nennen, um nicht in irgendeiner Form gegen rechtliche Vorschriften zu verstoßen. Sie werden am Ende des Buches Hinweise zur persönlichen Kontaktaufnahme mit mir finden. Doch bitte nehmen Sie sich zunächst die Zeit und Ruhe, sich mit den von mir gemachten Angaben auseinander zu setzen und Ihre weiteren eigenen Schritte zu überdenken.

Alle Schritte der Reihe nach:

Homöopathin/ Biologin, Labor, Heilpraktiker, Heiler, Meditation, Reiki.

Mein erster Weg führte mich zu einer Homöopathin.

Wir unterhielten uns über Multiple Sklerose, den derzeitigen Stand der Forschung und die Behandlungsmöglichkeiten. Sie wollte einen Bluttest machen lassen, bei dem das Labor die Werte der einzelnen Zellen im Blut analysiert.

Nach ein paar Tagen hatten wir die Ergebnisse. Im Allgemeinen lagen meine Werte im Normalbereich oder leicht abweichend darüber oder darunter, was aber wohl immer noch gut ist. Für eine chronisch Kranke soll mein Blutbild sogar ausgezeichnet gewesen sein, denn mancher Gesunde habe ein wesentlich schlechteres Ergebnis gehabt. Das fand ich schon einmal recht erfreulich. Aber ein Wert sprang mir sofort ins Auge: Kupfer! Der Wert war so hoch, dass er den Rahmen sprengte, und ich fragte mich, woher ich wohl diesen extrem erhöhten Kupferwert habe? Ich habe mir erklären lassen, dass dieser hohe Kupferwert Nachweis für eine aktive Entzündung im Körper sei. Dass meine Multiple Sklerose aktiv war, wusste ich ja aufgrund der Magnetresonanztherapie (MRT). Die Läsionen leuchteten wie weißes Neonlicht auf den Bildern an den Nervensträngen im Gehirn und entlang der Wirbelsäule.

Sie erklärte mir, wie die Zellen im menschlichen Körper arbeiten, wie sie Informationen übermitteln. Wenn es bei der Übermittlung von Informationen Aussetzer gibt, wie es bei MS-Kranken der Fall ist, wenn ein Schub eintritt, müssen diese Zellen unterstützt werden, ihre Tätigkeit verrichten zu können, selbst wenn Nervengewebe zerstört ist. Das eigentliche Problem ist der aktive Entzündungsherd im Nervengewebe. Ist die Entzündung nicht aktiv, so können die Zellen ungehinderter miteinander kommunizieren als wenn sie durch eine „arbeitende“ Entzündung aufgehalten werden.

Wie können wir die Zellen aktivieren bzw. reaktivieren?

Damit die Zellen in unseren Körpern miteinander kommunizieren und ihre Aufgaben bewältigen können, müssen sie entsprechend versorgt werden. Leider erhält unser Körper nicht die richtige Zusammensetzung und Versorgung mit unserer täglichen Nahrung, um den Anforderungen zu entsprechen und um die Zellaktivität und die Zellkommunikation zu beschleunigen.

In jedem Fall benötigen wir zur beschleunigten und verbesserten Zellkommunikation das Vitamin B12, Kupfer, Zink, Selen und viel Q10. Durch die Einnahme von ausgewogenen Nahrungsergänzungsmitteln habe ich für mich erreicht, dass innerhalb eines Monats die aktiven Entzündungsherde einschliefen, und das ist bis heute so geblieben.

Vollblutmineralanalyse Parameter

Test	Ergebnis	Einheit	Normbereich	--- -- - + ++ +++
Natrium	**1863**	mg/l	1900 - 2000	
Kalium	1837	mg/l	1750 - 1850	
Calcium	**58,4**	mg/l	59,0 - 61,0	
Magnesium	**38,2**	mg/l	34,0 - 36,0	
Kupfer	**1,72**	mg/l	1,10 - 1,20	
Eisen	465	mg/l	440 - 480	
Zink	**7,2**	mg/l	7,30 -7,70	
Selen	98	µg/l	80,0 - 130	

Die Selenaufnahme in Mitteleuropa liegt im weltweiten Vergleich niedrig. Der hier angegebene Normalbereich entspricht einem statistischen Mittel. Er repräsentiert nicht die physiologischen wünschenswerten Grenzen. So wird eine maximale Aktivität des selenhaltigen Enzyms Glutathionperoxidase bei Selen-Konzentrationen im Vollblut von 140 - 160 µg/l erreicht.

Präventivmedizinischer Optimalbereich 140 - 160

Blutbild (Ausschnitt) S.1

Vitamine

Test	Ergebnis	Einheit	Normbereich	---	--	-	+	++	+++
Coenzym Q10 lipidkorrigiert	0,252		> 0,2						
		Vorläufiger Normalwert für Erwachsene							

Test	Ergebnis	Einheit	Normbereich	---	--	-	+	++	+++
Vitamin B12	270	pg/ml	211 - 911						

Arteriosklerose

Test	Ergebnis	Einheit	Normbereich	---	--	-	+	++	+++
Homocystein	**12,6**	µmol/l	< 12						

Blutbild (Ausschnitte) S. 2

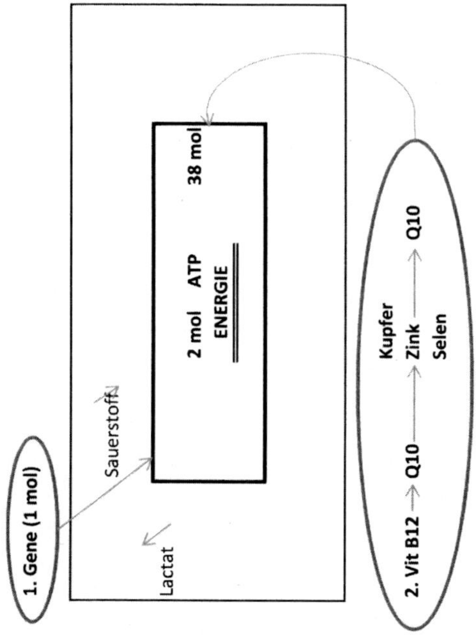

Schema: Wie funktioniert Zellkommunikation?

Zellen müssen miteinander kommunizieren, um ihre Aufgaben in unserem Körper zu erledigen. Langsame oder „schlafende“ Zellen können ihr Aufgabe nicht erfüllen und können so Krankheit und Leiden verursachen.

Jede Zelle in unserem Körper braucht:

Vit B12 + Q10 + Kupfer + Zink + Selen und nochmal Q10

Die Blutwerte

Jetzt erst einmal zu dem Kupferwert und zum Homocystein. Als ich mich damals mit diesen Werten konfrontiert sah, wusste ich gar nicht, wo ich anfangen sollte meinen Wissendurst zu befriedigen. Umso mehr freue ich mich hier und jetzt die mühselig recherchierten Informationen an Sie weiter zu geben.

Der Kupferwert, der bei chronisch Kranken, die aktive Entzündungsherde in sich tragen, sowieso erhöht ist, reguliert sich von alleine, in dem Moment, wo der Rest auch wieder stimmt. Natürlich habe ich nicht zusätzliches Kupfer zur Zellaktivierung eingenommen, davon war ja genug in mir.

Bedenklicher als der hohe Kupferwert, der ja lediglich Beweis für eine aktive Entzündung ist, ist der erhöhte Homocysteinwert. Der hört sich nicht so spektakulär an und die meisten Menschen wissen gar nicht, was es damit auf sich hat.

Was ist also Homocystein? Homocystein ist ein gefährliches Zwischenprodukt, das beim Eiweißstoffwechsel durch Folat, Vitamin B6 und B12 abgebaut wird. Allerdings erreicht man die Aufnahme der dafür nötigen B- Vitamine nicht durch den Verzehr von gekochtem Gemüse oder gelagertem Obst.

Was macht Homocystein? Es verdoppelt das Herzinfarktrisiko, es vervierfacht das Risiko für einen Schlaganfall, es erhöht das Risiko an Osteoporose zu erkranken. Schwangere haben zusätzliche Risiken wie Frühgeburt oder Missbildung durch zu hohe Homocysteinwerte.

Woher kommt der hohe Homocysteinwert? Genau kann ich das nicht sagen, aber wenn man nachliest, wie man ihn vermeiden kann, liegt auf der Hand, dass eine Unterversorgung mit bestimmten B-Vitaminen und Folat eine Rolle spielen, außerdem sollen Frauen betroffen sein, die die Pille einnehmen.

In verschiedenen Studien wurde nachgewiesen, dass durch eine Behandlung mit Folat der Homocysteinwert um 25% gesenkt wurde. Noch besser und auch preiswert verliefen weitere Studien, in denen der Homocysteinwert um bis zu 60% gesenkt werden konnte, nämlich durch eine Kombination aus Folsäure und Vitamin B6 sowie Vitamin B12. Und das ist für jeden erschwinglich.

Und wieder liegt es auf der Hand: Die ausgewogene Versorgung unseres Körpers mit Vitaminen, Mineralstoffen, Spurenelementen und allem, was dazu gehört ist das A und O, um unseren Körper und damit verbunden auch unseren Geist gesund zu halten.

So, das waren also meine Ergebnisse und Erkenntnisse, die ich aus meinem Termin bei einer Homöopathin-Biologin-Ärztin erhielt.

Vergiftung

Als nächstes suchte ich einen Heilpraktiker auf, von dem ich gehört hatte, dass er das Bioresonanzgerät mit entwickelt hatte und auch Seminare und Schulungen für die Benutzung gab.

Ich hatte zu dieser Zeit noch nie eine Messung mit einem Bioresonanzgerät machen lassen, insofern war der gesamte Ablauf sehr spannend für mich.

Ich gab meine früher häufiger auftretenden allergischen Reaktionen an, ebenso meine Bedenken über die negativen Auswirkungen eines wurzelbehandelten Zahnes. Ich hatte seinerzeit gehört, dass es durchaus Fälle gegeben habe, in denen Personen im Rollstuhl endeten wegen „toter“ Zähne, die keine Nerven mehr hatten. All das lässt sich mit dem Bioresonanzgerät testen. Es ähnelt irgendwie einem Geigerzähler, gibt mit einer ausschlagenden Nadel und akustischem Signal Antwort über Reaktionen auf bestimmte Reize.

Es stellte sich eine starke Reaktion gegen Pestizide heraus, die ich schon immer vermutet hatte, da ich eigentlich nicht an Heuschnupfen litt, aber zu bestimmten Zeiten immer wieder Probleme mit „gespritzten“ Pflanzen auftauchten.

Ich fragte den Heilpraktiker auch nach meiner Vermutung, die ich schon gegenüber meiner Neurologin im Erstgespräch geäußert hatte. Ich hatte seinerzeit einen Badezimmerreiniger in Sprayform gekauft. Er sollte Bakterien abtöten und Fliesen und den gesamten Sanitärbereich nahezu steril und hygienisch reinigen. Nach Einsprühen der Flächen des Badezimmers musste ich den

Raum verlassen, weil es so extrem beißend gerochen hatte. Dann erst las ich auf der Flasche, dass das Spray bei Einatmen reizend wirkend könnte. Es war sogar die Telefonnummer einer Vergiftungszentrale war angegeben. Meine Neurologin hat mit darauf geantwortet, dass das Spray keinesfalls eine MS ausgelöst haben könne und die Sache belächelt. Der Heilpraktiker bestätigte jedoch meine Annahme. Er war ebenfalls der Meinung, dass die Vergiftung mit Spray und Pestiziden zumindest den ersten Schub ausgelöst haben könne, was aber nicht die Ursache für die kaputten Nervenstränge und Läsionen erklärt.

Meine Krankengschichte diskutierend und meinen Impfpass einsehend, wurde der Heilpraktiker sehr hellhörig. Er hatte eine Vermutung. Über das Bioresonanzgerät getestet, erhielten wir die Bestätigung seiner

Vermutung. Ich hatte eine Quecksilbervergiftung. Da ich kein Thermometer gegessen hatte, wie um alles in der Welt kam Quecksilber in solchen Mengen in meinen Körper, dass es mich vergiften konnte?

Ich wusste damals nicht, dass Quecksilber in Impfungen verwendet wird als Träger für das Serum. Ich habe mir mit meinen Impfungen Quecksilber spritzen lassen, und wohl gerade diese Hepatitis- Impfung muss es in sich gehabt haben.

Also gut, ich wurde vergiftet. Der menschliche Körper kann Quecksilber nicht abbauen. Die körpereigenen Verteidigungszellen, die Krankheitskeime regelrecht auffressen, konnten das Quecksilber nicht vernichten, haben aber dafür das umliegende Nervengewebe angefressen. So kam es zu den Läsionen in meinem Nervensystem, zu den bedrohlichen hellen Flecken in der MRT-Auswertung. Mein Fazit war nun ganz generell: Das Gift muss aus dem Körper. Doch wie bekomme ich das Quecksilber aus mir heraus? Es gibt auch hierfür verschiedene Varianten, von denen ich mir die sanftere, wohl auch langwierigere aussuchte. Ein weiteres Nahrungszusatzpräparat wurde gekauft und in hohen Dosen eingenommen, und das über einen langen Zeitraum. Ich nahm inzwischen bis zu 27 Tabletten am Tag ein. Vitamin- und Mineralstoffpräparate, die meine Zellen aktivieren und beschleunigen sollten, das Quecksilber aus meinem Körper ausleiten und meine Gesundheit fördern sollten.

Wieder war ich einen großen Schritt weiter gekommen. Für mich konnte ich diese Variante als richtig und wahr annehmen: Ich hatte eine Quecksilbervergiftung im Körper, ausgelöst durch Impfungen. Die körpereigenen Zellen haben das Nervengewebe angefressen und somit die MS gestartet. Der Badezimmerreinigungsspray, der auch auf seine Art giftig war, löste dann den ersten Schub aus.

Das waren die Ergebnisse und Erkenntnisse, die ich aus meinem Besuch bei einem Heilpraktiker gewann.

Spirituelle Behandlungen

Im Laufe dieses Aufenthaltes in Deutschland wurde mir ja auch nahe gelegt, dass ich eine mediale Heilerin aufsuchen sollte.

Meine damalige Einstellung dazu habe ich schon geschildert. Meine heutige Einstellung kann ich nur wiederholen: Es funktioniert. Solange man nicht einem Betrüger oder Bauernfänger aufsitzt, es funktioniert wirklich.

Dennoch kann ich nicht wirklich beschreiben, was da vorgegangen war. Es war auf eine besondere Weise faszinierend und unbeschreiblich.

Es gibt Dinge zwischen Himmel und Erde, Kräfte, die um uns herum sind, und die manche zu nutzen wissen, um damit zu heilen.

In meiner Position als „unheilbar“ Kranke war ich inzwischen sowieso bereit alles und jedem eine Chance zu geben, um mir Heilung zu verschaffen.

Ich habe es keine Sekunde bereut und habe die Hilfe dieser medialen Heilerin mehrfach und erfolgreich in Anspruch genommen.

Meditation

Was sollte ich nun noch tun? Was kann man weiter für sich tun, als zu versuchen die Gifte los zu werden und seinen Körper gesund zu ernähren. Man braucht auch einen gesunden Geist, um in seinem Körper zufrieden und harmonisch leben zu können. Es heißt ja auch: Ein gesunder Geist lebt in einem gesundem Körper. Vielleicht kann man sich ja auch einen gesunden Geist in einem nicht ganz gesunden Körper erhalten.

Ich hatte immer viel um die Ohren, immer viel Stress und Stress macht ja bekanntlich sowieso krank. Gerade bei Erkrankungen des zentralen Nervensystems sollte der Stresspegel möglichst gering gehalten werden.

Ich entschloss mich zu Meditieren. Aber wie meditiert man richtig? Gibt es beim Meditieren ein richtig oder falsch?

Zu Mediation fielen mir tibetanische Mönche ein und natürlich Buddha.

Ich informierte mich über Buddha, über Sidharta Gauthama, und ich fand online einen Meditationskurs, der versprach nach den Originallehren des Gauthama Meditation zu unterrichten.

Ich ging erneut nach Deutschland. Während des 10-tägigen Kurses durfte kein Wort gesprochen werden. Man sah sich nicht gegenseitig an, um sich nicht ablenken zu lassen. Schon in den frühen Morgenstunden wurde meditiert bis in den Abend. Es gab ausschließlich vegetarisches Essen, Bettruhe war um 21.30 Uhr. Und darüber war man nach einem langen Tag voller Konzentration und Meditation dankbar.

Nach diesen zehn Tagen war es ein Schock wieder das Stimmengewirr der vielen Teilnehmer zu hören, auf einem Bahnhof zu stehen oder einen eingeschalteten Fernseher vor sich zu haben. Ich fokussierte mich immer wieder und immer mehr auf meine innere Ruhe, auf diese stille Konzentration. Ich meditierte nun auch zuhause immer wieder, und später dann regelmäßig, allerdings nicht auf feste Zeiten fest gelegt, sondern mehr nach meinem eigenen Bedürfnis.

Inzwischen meditierte ich auch nach anderen Vorgaben als den Lehren des Gauthama, aber gleichermaßen erfolgreich für mein inneres Gleichgewicht und Wohlbefinden.

Heute veranstalte ich auch selbst Meditationsabende in kleinen Gruppen, um die verschiedenen Meditationstechniken mit Interessierten aus zu üben.

Welches Fazit hat mir die Meditation gebracht? Ich habe nie wieder einen solchen Stress und eine solche Anspannung erlebt wie vor meinen ersten Meditationen. In unruhigen Momenten oder bei stressfördernden Gesprächen bin ich in der Lage mich auf meinen inneren ruhigen Pol zu fokussieren und den Stress und die Anspannung zu verarbeiten bevor sie von mir Besitz ergreifen können.

Reiki

Insgesamt ließen mich meine Erlebnisse auf der Suche nach Heilungsmöglichkeiten nicht zur Ruhe kommen. Ich surfte im Internet über alle möglichen Erkenntnisse zur Multiplen Sklerose. Ich suchte nach neuen neurologischen Erkenntnissen. Ich wollte mehr wissen über die verschiedenen alternativen Heilmethoden und zum Teil auch unkonventionellen, nicht als wirksam anerkannten Heilmethoden.

Ich durchstöberte die Webseiten verschiedener Autoren, die über Schamanismus und Geistheilungen geschrieben haben. Als klein und überschaubar, finanziell wie auch vom zeitlichen Aufwand her, erschien mir ein Wochenendkurs zum Erwerb des ersten Reiki-Grades.

Ich reiste wieder nach Deutschland. Was ich an diesem Wochenende erlebt habe, hätte ich noch weniger für möglich gehalten als mediales Heilen zuvor. Ich wollte für mich etwas heraus finden. Wie sehr mich die Erfahrungen dieses einen Wochenendes beeindruckt haben, hatte ich vorab schon geschrieben. Ich habe Reiki ausschließlich mir selbst und meinen Tieren gegeben, und wir alle haben es sehr genossen und dankbar angenommen.

Leider sind mir auch hierzu gegenteilige Erfahrungsberichte aus dem Bekanntenkreis zugetragen worden. Reikibehandlungen wurden als die schlimmsten Erlebnisse überhaupt beschrieben. Es ist immer wieder traurig, wenn man mit erlebt wie „schwarze Schafe" Reiki durch ihr unverantwortliches Handeln in Verruf bringen und damit Schaden anrichten.

Falls Sie also geneigt sind, sich einmal Reiki geben zu lassen, achten Sie bitte darauf, dass es nicht irgendjemand einfach mal so macht, sondern, dass es sich dabei auch tatsächlich um eine Person handelt, die per Diplom einen seinen Grad nachweisen kann.

Mir selbst haben sowohl die Reiki-Behandlungen durch meine Lehrer, wie auch meine Eigenbehandlungen sehr gut getan. Ich kann nur empfehlen anstatt sich selbst Reiki nur geben zu lassen, bei einem guten Reiki-Lehrer selbst einen Kurs zu belegen. Immer dann, wenn man Reiki gibt bzw. als Kanal dient, fließt die universelle Energie durch einen hindurch. Also ist jedes Geben von Reiki auch gleichzeitig ein Empfangen.

Reparatur des Nervengewebes

Zwischenzeitig haben Wissenschaftler bestätigt, dass geschädigtes Nervengewebe nachwachsen kann. Sprich wir haben heute den Nachweis die bislang endgültige Wahrheit, dass Nervengewebe nicht reparabel sei, widerlegen zu können.

An Mäusen oder anderen Versuchsnagern hat man Nervengewebe im lebenden Körper nachwachsen lassen, auch ohne Stammzellenentnahme oder Transplantation. Der einzige Haken ist, das man nicht weiß, wie lange es im menschlichen Körper dauert, bis Nervengewebe nachgewachsen oder auch wieder vollständig geheilt ist.

Aber mal ehrlich: Ist das für Sie ein Problem? Es ist doch nicht wirklich wichtig, wie lange es dauert. Es ist auch nicht wirklich wichtig, ob wir unsere Heilung noch vollständig abschließen können. Wichtig ist, dass man Multiple Sklerose und damit auch andere Nervenschädigungen heilen kann! Aber das hat uns ja auch noch keiner gesagt. Wir sind immer und überall die „unheilbaren“. Wir bekommen keine private Krankenversicherung. Keine Lebensversicherung. In dem Moment, in dem uns endlich zugestanden wird, dass MS heilbar ist, dass zerstörte Nervenstränge wieder aufgebaut werden können, die aktive Entzündung einschläft und dann verschwindet, die Schübe nicht mehr wieder kommen, in dem Moment werden wir wieder als vollwertige gesunde Menschen gleich behandelt werden. Darum sollten wir nichts unversucht lassen, um uns selbst unserer Heilung näher zu bringen.

Die Einnahme von Nahrungsergänzungsmitteln

Was habe ich nun genau eingenommen? Ja, das war eine ganze Menge. Ich muss und will immer wieder darauf hinweisen, dass man mich nicht einfach nachahmen sollte. Gehen Sie zu qualifizierten Fachleuten, die sie beraten können.

Dennoch verrate ich Ihnen gerne, was ich in welchen Mengen eingenommen habe, jedoch ohne Herstellerangaben und Bezugsquellen.

Auf Anraten der Homöopathin nahm ich zunächst ein Präparat ein, das in der Zusammensetzung sehr ausgewogen war. Dennoch nahm ich zusätzlich weitere Einzelpräparate ein, die nun erst einmal alle zur Zellaktivierung beitragen sollten, damit der Kommunikationsfluss zwischen den Zellen nicht unterbrochen wird bzw. Schübe gedämmt werden.

Das Multipräparat beinhaltete:

L-Glutamin 3000mg; L-Arginin 2000mg; L-Lysin und Taurin je 1000mg; Glycin 700mg, L-Methionin 500mg; Vitamin C 300mg; L-Cystein und Magnesium je 100mg; Vitamin E 30mg; Zink 10mg; Vitamin B6 4,5 mg; Vitamin B2 4,2mg; Beta-Carotin, Mangan und Kupfer je 2 mg; Folsäure 1,2mg; Selen 100µg; Chrom und Molybdän je 50µg und Vitamin B12 9µg.

Zu diesem schon sehr ausgewogenen Präparat, das ich täglich einmal eingenommen habe, nahm ich außerdem zusätzlich 3000mg Vitamin C, 50mg Zink, hochdosiertes flüssiges Q10 sowie Eisen, Kalium, Selen und einen weiteren hochdosierten Vitamin B- Komplex.

Jetzt wird manch einer aufmerksam sein und sagen, dass das alles überdosiert und gefährlich ist. Ja und nein. Aber warum?

Dosierungen und Tagesrichtwerte

Vitamin C: Die in Deutschland empfohlene Tagesdosis liegt bei 150mg. Ich nahm täglich 3.300mg Vitamin C. Das ist die 22-fache empfohlene Tagesdosis. Angeblich soll man ja Schaden davon tragen, wenn man zu viel Vitamine zu sich nimmt.

Ich begann auch hier zu recherchieren. In Deutschland hält man an diesen niedrigen Dosierungen fest. Warum werde ich wohl nicht begreifen. Die Präparate, die ich eingenommen habe, waren abgesehen vom Multikomplex-Präparat und dem flüssigen Q10 allesamt Importe aus den USA. In den USA gelten andere, viel strengere Produkthaftungsgesetze als in Deutschland. Wie kann also ein Hersteller solch hohe Verzehrmengen empfehlen ohne Angst zu haben, dass Verwender ihn wegen Überdosierung und daraus resultierenden

Problemen belangen? Ganz einfach, es gibt keine Probleme, wenn man täglich die in Deutschland empfohlene Tagesdosis um das 22-fache übersteigt. Aber warum sagt man uns Verbrauchern das nicht? Könnte es uns denn nicht einfach viel besser gehen?

Vorsicht bei Supermarktpräparaten! Irgendetwas an der Zusammensetzung oder an den zusätzlichen Inhaltsstoffen ist da dann doch anders. Ich habe die Vitamin- und Mineralstofftabletten aus Supermärkten nie als Alternative angesehen, und daher auch nie verwendet. Allerdings habe ich mir ein hoch dosiertes Vitamin C- Präparat in der Apotheke gekauft. Dieses beinhaltete auch 1000 mg, war aber wesentlich preiswerter als der USA- Import. Ich nahm täglich drei der Brausetabletten, morgens, mittags und abends. Nach ein paar Tagen spürte ich deutlich eine negative Veränderung in meinem Befinden und darüber hinaus sichtbare Zeichen. Meine Fingernägel verfärbten sich blau-lila und ich bekam rote Flecke auf der Haut, so dass ich die Einnahme sofort absetzte. Es dauerte dennoch eine weitere Woche bis die unerwünschten Nebenwirkungen nachließen. Mein Fazit daraus: Lieber die teureren Importwaren kaufen, die mir meine Homöopathin empfohlen hatte als irgendwelchen billigen Schund, auch wenn er in Apotheken verkauft wird. Dafür war es wahrscheinlich noch zu teuer.

Ähnlich verhielt es sich auch bei den anderen Dosierungen und Verträglichkeit der Präparate, aber der extreme und damit auffällige Unterschied wurde bei mir nun einmal beim Vitamin C deutlich.

Vitamin E: Hier liegt der Richtwert bei 24mg pro Tag. In dem Multipräparat, das ich zuerst eingenommen habe, war diese Menge schon um ein Fünftel erhöht.

Vorsicht bei B- Vitaminen: Bei B-Vitaminen gibt es tatsächlich eine Grenze, da man sich mit einer Überdosierung erheblichen gesundheitlichen Schaden zufügen kann! Generell gilt: Fragen Sie den Arzt Ihres Vertrauens. Experimentieren Sie nicht mit Ihrer Gesundheit. Fragen Sie qualifizierte ausgebildete Mitglieder medizinischer Berufe.

Welches Vitamin wofür?

Vitamin A: Für Knochen, Zähne, Haut, Haare, Augen, Schleimhäute, Nägel, gesunde Körperzellen, Blut, Immunsystem, zur Krebsvorbeugung.

Vitamin D: Für kräftige Zähne, Knochenbau, gute Nerven, Immunsystem.

Vitamin E:Für gesundes Blut, Blutgerinnung, Durchblutung, gesunde Augen, Vorbeugung vor Arteriosklerose und Entzündungen, Alterungsprozesse.

Vitamin K: Für gesunde Zähne, Knochenbildung, Blutgerinnung, Wundheilung, Vitalität.

Vitamin C: Für das Immunsystem, Bindegewebe, Blutgefäßwände, Zahnfleisch, Haut, Sehstärke, Nerven, Konzentration, Schlaf, zur Stressbewältigung.

Thiamin (B1): Für Nerven, Herz, Verdauung, Wundheilung, Kohlenhydrat-, Eiweiß- und Fettstoffwechsel, Zellenergie.

Riboflavin (B2): Für Haut, Haare, Nägel, Sehschärfe, Wachstum, Fitness, Zellatmung, Zellenergie.

Niacin: Für Hirnstoffwechsel, Stimmungslage, Zellatmung, Zellenergie, Schlaf, Herztätigkeit, Muskeln, Bindegewebe.

Pyridoxin (B6): Für Immunsystem, rote Blutkörperchen, Nerven-, Herz- und Muskelleistung, Sehkraft, Haare, Eiweiß-, Fett- und Kohlehydratstoffwechsel.

Pantothensäure: Für Energieproduktion, Vitalität, Konzentration, Stressabwehr, Vorbeugung gegen

Entzündungen, Fettabbau, Haut, Durchblutung, Nerven.

Biotin: Für Haut, Haare, Fingernägel, Nerven, Blutzuckerspiegel, Muskeln, Fett- und Kohlehydratstoffwechsel.

Folsäure: Für Blutbildung, Gehirn, Nerven, Wachstum, Appetit, Magen-Darm-Tätigkeit, Haare.

Colabamin (B12): Für positive Stressreaktion, Stimmungslage, Lebensfreude und Optimismus, Gehirn, Nervensystem, Wachstum, rote Blutkörperchen, Knochenbau.

Ist Ihnen in meiner Auflistung aufgefallen, wie häufig Nerven und Zellen vorkamen? Und haben Sie jetzt schon angefangen zu überlegen, ob Sie überhaupt den täglichen Bedarf decken können?

Vitamine sind organische Substanzen, die licht-, hitze- und alterungsempfindlich sind. Das heißt, sie schwinden aus unseren Nahrungsmitteln allein durch Lagerung, ganz besonders aber durch falsche, z.B. zu warme Lagerung. Hinzu kommt noch, dass sie verkocht werden. Abgesehen davon kommen sie gar nicht in dem ausgewogenen Verhältnis und in der Menge vor, die unser Körper benötigt, und dazu kommt dann noch das erhöhte Bedürfnis eines kranken Körpers.

Möglichkeiten, sich zu vergiften

Ich erwähnte bereits die Impfung, die mir wahrscheinlich zum Verhängnis wurde. Viele Impfungen basieren auf Quecksilber, das das Serum trägt. Bei späteren Untersuchungen außerhalb Deutschlands hatte man mir vorgehalten, ich sei furchtbar überimpft worden. Mal abgesehen von einer Tetanusimpfung alle 10 Jahre soll man mich bloß mit Impfungen in Ruhe lassen. Und wenn man eine Impfung braucht, oder zumindest glaubt, dass man sie bräuchte, so sollte man sich in jedem Fall zunächst nach den Langzeitstudien erkundigen. Analysieren Sie selbst, was Ihnen injiziert werden soll. Vertrauen ist gut, Kontrolle ist besser.

Mal ganz abgesehen von der Möglichkeit durch eine Impfung eine Quecksilbervergiftung zu erleiden, gibt es noch eine viel häufiger vorkommende Variante der Quecksilbervergiftung.

Haben Sie Amalgam in Ihren Zähnen? Wahrscheinlich haben Sie das. Früher war es gängig, und die Krankenkassen haben die Zahnarztkosten übernommen, wenn man Füllungen aus Amalgam gewählt hat. Was ist eigentlich genau Amalgam? Nun das Wort stammt aus dem mittelalterlichen Latein und bezeichnet die Legierung von Metall mit Quecksilber. Daher ist Amalgam die häufigste Quelle für Belastungen mit Quecksilber. Die Amalgamfüllung in unseren Zähnen wurde damals unter Hitler bzw. von Hitler als Pflichtfüllung verordnet. Gleichzeitig wurde sie in den USA verboten. Wer sich heute seine Zähne anders füllen lassen möchte, muss entsprechend dazu bezahlen. Genau so schlimm wie die Füllung mit Amalgam ist es, diese Füllungen wieder entfernen zu lassen. Der beim Ausbohren der Amalgamfüllungen eingeatmete Amalgamstaub findet leichter den Weg ins Nervengewebe als der verschluckte Krümel, der größtenteils einfach wieder ausgeschieden wird. Die Giftwirkung wird häufig gar nicht erkannt, weil man bei „normalen" Symptomen wie Kopfschmerzen, Migräne, Tinnitus, Schlaflosigkeit, Rheuma, Gelenkbeschwerden und so weiter einfach gar nicht an eine Vergiftung denkt.

Dennoch die regelmäßige Abgabe von nicht unbedenklichen Mengen Quecksilber aus den Zahnfüllungen führt zu Störungen des Immunsystems und Autoimmunerkrankungen. Während des Kauvorgangs können bis zu 700µg Quecksilber freigesetzt werden, gemäß Trinkwasserverordnung ist 1µg Quecksilber pro Liter Wasser erlaubt. Theoretisch dürften wir unseren eigenen Speichel nicht schlucken, wenn wir Amalgamfüllungen haben. Quecksilber hat keine Halbwertzeit in unserem Körper, das bedeutet es verfällt nicht oder löst sich auf. Es bleibt einfach so bestehen, und zwar lebenslänglich.

Amalgamfüllungen aus den Zähnen wieder los zu werden, ist wichtig, sehr wichtig, aber wie schon erwähnt, leider auch gefährlich. Sie müssen unbedingt einen Zahnarzt finden, der damit Erfahrung hat, damit Sie so wenig wie möglich Quecksilberstaub einatmen.

Aus den Amalgamfüllungen werden kontinuierlich Dämpfe abgegeben, die beim Einatmen über die Lunge ins Blut gelangen. Von dort aus gelangt das Quecksilber in das Gehirn und lagert sich dort im zentralen Nervensystem ab. Durch die Nahrung in den Darm gelangtes Amalgam erreicht die Nieren, das Gehirn, die Leber und verursacht ebenfalls neurologische Störungen.

Ich möchte an dieser Stelle empfehlen im Internet in der Suchmaschine Ihrer Wahl den Suchbegriff „Schwermetallausleitung" einzugeben. Es werden Ihnen in jedem Fall lesenswerte Seiten vorgeschlagen, in denen auch immer wieder der Name eines Doktors vorkommt, der als Koryphäe, wenn es um Giftausleitungen geht, bekannt ist.

Ich selbst habe mit einem Algenpräparat gearbeitet und habe mir durch meine mediale Heilerin das Quecksilber energetisch ausleiten lassen. Energetisch ausleiten bedeutet, dass es zwar noch da ist, die negativen Wirkungen aber die Gesundheit nicht weiter beeinträchtigen.

Insektengifte, insbesondere die Gifte verschiedener Spinnenarten können zu schweren neurologischen Störungen führen.

Da ich, wie Sie wohl schon meinen vielen Reisen nach Deutschland entnommen haben, nicht in Deutschland lebe, kam ich auch in die Situation mich auf verschiedene Insektengifte testen zu lassen. In Deutschland denkt man vielleicht bei der Untersuchung nicht unbedingt über Spinnenbisse nach, weil die Spinnen in Deutschland üblicherweise nicht beißen. Zecken können neben der berüchtigten Borreliose und Borrelia auch andere unangenehme Erkrankungen übertragen. Waren Sie vielleicht in einem Urlaub, indem sie glaubten von einer Mücke gestochen worden zu sein, und dabei war es vielleicht doch eine Spinne? Oder vielleicht hat sie eine Spinne gebissen und Sie haben es einfach abgetan, weil es ja keine Schwarze Witwe war?

Ich war während diverser Urlaube und auch am eigenen Wohnort mehrfach von verschiedenen Spinnenarten wie auch von verschiedenen Zeckenarten gebissen worden. Aus diesem Grund hatte man bei mir weit über 40 Blutuntersuchungen vorgenommen, um im Vorfeld auszuschließen, dass die neurologischen Symptome aus einem Insektengift resultierten.

Wiederaufbau von Nervengewebe

Wissenschaftlern in Boston (USA) war es in Versuchen mit Mäusen gelungen nachzuweisen, dass man durch Gabe von Nikotinamid, einer Form des Vitamins B3, dieses Vitamin die Nervenfasern vor Degeneration schützt und den Prozess der Nervenschädigung verzögert. Die Höhe der Dosis spielte hierbei eine entscheidende Rolle. Die Mäuse mit den höchsten Dosierungen wiesen keinerlei Invaliditätsanzeichen auf. Je früher mit einer Behandlung durch Vitamin B3 Nikotinamid begonnen wird, umso bessere Resultate könnten erzielt werden.

Die derzeit auf dem Markt befindlichen krankheitsverzögernden Medikamente gehen häufig mit starken Nebenwirkungen einher, so dass man in Boston hofft baldmöglichst bei echten Patienten anwenden zu können und so vielleicht auch Patienten , die in der chronischen Phase sind, helfen zu können.

Meine Homöopathin hat mir bereits in 2009 erklärt, dass man aus neuern Studien sicher sei, dass sich Nervengewebe regenerieren kann. Zuvor hieß es immer, dass Nervenzellen und das umliegende Gewebe nicht nachwachsen können und Schäden irreparabel seien.

Die Regeneration ist allerdings ein sehr langwieriger Prozess, dauert wesentlich länger als bei anderen Zellen. Da das Nervengewebe aus Fett besteht, werden B-Vitamine benötigt. Zur Aufrechterhaltung der Energie in der Zelle wird die Aminosäure Glutathion, die aus Cystein, Glutamin Glycin im Körper gebildet wird, benötigt. Dazu noch Fischöl und hochdosiertes, am besten flüssiges Q10, und das alles in der richtigen Dosierung, dann kann eine Heilung des Nervengewebes stattfinden.

Mineralstoffe

Nicht nur Vitamine sind wichtig. Mineralstoffe sind lebensnotwendig und können vom Körper nicht selbst hergestellt werden. Der persönliche Bedarf ist abhängig von Alter, Geschlecht, Aktivität, Gesundheitszustand, aber auch von Klima und den allgemeinen Lebensumständen. Also ist es auch hier wichtig einen guten Mediziner zu befragen oder auch ein entsprechendes Blutbild zu erstellen.

Generell kann ich jedoch auflisten, welches Mineral wofür wichtig ist.

Calcium: Aufbau von Knochen und Zähnen, Blutgerinnung, Nervensystem.

Phosphor: Aufbau der Knochen, Stoffwechselgeschehen

Natrium: Wasserhaushalt, Nerven- und Muskelfunktionen

Kalium: Wasserhaushalt, Übertragung von Nerven- und Muskelreizen

Magnesium: Aufbau der Knochen, Energiestoffwechsel, Enzym-, Nerven- und Muskelfunktionen

Eisen: Blutbildung, Sauerstofftransport im Blut

Jod: Bildung von Schilddrüsenhormonen

Fluor: Widerstandsfähigkeit der Zähne gegenüber Karies, zur Erhaltung des Zahnschmelzes

Selen: Schutz der Körperzellen

Zink: Abwehrkräfte, Wundheilung

Wenn Sie Ihre Aufmerksamkeit auf Nerven und Zellen richten und dann vergleichen, welche ergänzenden Mittel ich eingenommen habe, wird Ihnen auffallen, dass meine behandelnde Homöopathin gezielt Nerven und Körperzellen unterstützt hat, indem meinem Körper speziell die Vitamine und Mineralstoffe zugeführt wurden, die diese unterstützen.

Spurenelemente

Spurenelemente gehören auch zu den Mineralstoffen, werden aber unterschieden, da sie nur in kleinsten Mengen in unserem Körper vorkommen, nämlich unter 50mg pro kg Körpergewicht. Es gibt auch Ultra-Spurenelemente, die unter 1 Mikrogramm pro Kilogramm Körpergewicht ausmachen.

Als essentiell, sprich lebensnotwendig gelten:

Chrom: Zuckerstoffwechsel

Cobalt: Vitamin B12- Aufbau

Eisen: siehe unter Mineralstoffe

Jod: siehe unter Mineralstoffe

Kupfer: u.a. für ein funktionierendes Immunsystem, entzündungshemmend

Mangan: Skelett, Nerven, Kohlehydrat-Stoffwechsel, Fruchtbarkeit, Wachstum

Molybdän: Stoffwechsel, Harnsäure, Entgiftung, Entsäuerung

Selen: siehe unter Mineralstoffe

Zink: siehe unter Mineralstoffe

Essentielle Ultra-Spurenelemente:

Fluor: Kariesvorbeugung

Silicium: Kochen- und Knorpelkonsistenz

Vitaminoide

Vitaminoide sind vitaminähnliche Subtanzen, die ähnliche Funktionen wie Vitamine haben und aber auch zum Teil von unserem Körper selbst hergestellt werden können. Damit würden sozusagen auch die Vitamine A und D dazu gehören.

Vitamine sind essentiell und müssen mit der Nahrung dem Körper zu geführt werden. Vitaminoide können zum größten Teil vom Körper selbst hergestellt werden. Hier ist jedoch die Mangelversorgung oder der zusätzliche Bedarf durch Krankheiten maßgebend, ob man Vitaminoide als Nahrungsergänzung zu sich nehmen sollte. Generell ist es nicht erforderlich.

Als Vitaminoide gelten:

Anthocyane

Coenzym Q10

Creatin

L-Carnitin

Phytoöstrogene

Inositol

Cholin

Amygdalin

Flavonoide

Vector LipoC

Viele Vitaminoide sind am Energiestoffwechsel beteiligt, wie z.B. das L-Carnitin. Andere wirken als Antioxidantien, wie z.B. das Coenzym Q10.

Coenzym Q10/Antioxidantien

Das Coenzym Q10 ist an der Sauerstoffaufnahme der Zellen und ihrer Energieproduktion beteiligt. Sie erinnern sich an das Schema Zellaktivierung (Abbildung auf Seite 61). Außerdem verhindert Q10 die Entstehung von freien Radikalen bzw. fängt sie im Körper ab. Normalerweise produziert der Körper relativ hohe Mengen an Q10, die für den normal funktionierenden Körper ausreichend sind. Von einer Einnahme ohne ärztliche Konsultation sollte man in jedem Fall absehen, da eine Überdosierung zu Nebenwirkungen führen und gegebenenfalls sogar freie Radikale freisetzen kann.

Antioxidantien wirken im Körper wiederum als Fänger von freien Radikalen, weil sie schädigende Angriffe der Radikalen auf Zellstrukturen und Eiweißmoleküle verhindern.

Durch diese Wirkungsweise können Antioxidantien das Risiko an Arteriosklerose, Rheuma, Asthma oder Krebs zu erkranken senken. Doch auch hier gilt: Ausnahmen bestätigen die Regel. So passierte es zum Beispiel bei einer Studie des Human Nutrition Center on Aging in Boston, dass ein Versuch abgebrochen werden musste, weil das gegebene BetaCarotin in Raucherlungen statt zur Besserung zu einem Anstieg des Lungenkrebsrisikos führte. Die Forscher nahmen an, dass die überdurchschnittliche hohe Menge an freien Radikalen das Beta Carotin zu krebsfördernden Stoffen zerfallen ließ. Deshalb auch hier wieder: Fragen Sie immer Ihren Arzt. Riskieren Sie keine Alleingänge.

Was ist Glutathion?

Glutathion ist ein kleines, lebensnotwendiges Eiweiß aus drei Aminosäuren. Es kommt im gesamten menschlichen Körper vor. Der gesunde Organismus kann Glutathion aus den Aminosäuren Glutaminsäure, Cystein und Glycin selbst herstellen. Gleichzeitig nehmen wir es auch mit der Nahrung zu uns.

Glutathion ist wichtig für das Gehirn und fördert die Intelligenz. Es wurde bereits erfolgreich als Präparat bei der Behandlung von Senilität eingesetzt. Es hilft ebenso bei Erschöpfungszuständen, Depressionen und Impotenz.

Durch die Erhöhung des Glutathionspiegels gab es interessante Erkenntnisse im Bereich der Krebstherapie, bei AIDS und anderen Immunschwächekrankheiten.

Glutathion ist in jeder Körperzelle vorhanden und wird in der Leber aus Glutaminsäure, Glycin und Cystein gebildet. Glutathion ist z.B. in der Lage, freie Radikale zu „entschärfen“.

Es spielt für viele Prozesse im Stoffwechsel eine wichtige Rolle. Seine besondere Fähigkeit ist es aber, das Immunsystem wie kein zweites körpereigenes Element zu unterstützen. Je mehr Glutathion in der Zelle ist, desto günstiger entwickelt sich in vielen Fällen ein Krankheitsverlauf und umso intakter ist der zelluläre Status.

Der potentielle Nutzen von Glutathion ist aber nicht nur der direkte Schutz vor freien Radikalen. Es hat auch die Fähigkeit, bestimmte Radikalenfänger (z.B. Vitamin C, Flavonoide, Vitamin E, Provitamin A, Selen, Coenzym Q 10), die durch die Reaktionen mit Sauerstoffradikalen selbst zu Radikalen geworden sind, zu "recyceln".

Die toxische Wirkung von Schwermetallen geht stark mit einem Abfall an Glutathion einher. Glutathion bindet Gifte als erste Abwehrlinie im Verdauungstrakt. In zweiter und dritter Abwehrlinie hilft es der Leber bei der Entgiftung und als Co-Faktor vieler Entgiftungsenzyme.

Bei einem dauerhaften niedrigen Glutathionspiegel können chronische oder degenerative Krankheiten entstehen. Auch bei zahlreichen Krankheitsbildern wie Tumorerkrankungen, Lungenproblemen (z.B. Mukoviszidose), Autoimmun-Erkrankungen (z.B. Rheuma, Multiple Sklerose), Stoffwechselerkrankungen, Herz-Kreislauf-Erkrankungen, bakterielle und virale Infektionen (z.B. chronische Herpesinfekte) wird immer wieder ein schlechter Glutathion-Status beobachtet.

Reiki II

Wieder einmal reiste ich nach Deutschland. Dieses Mal, um nun endlich an dem zweiten Reiki-Kurs teil zu nehmen.

Während im ersten Kurs viel in der Theorie vermittelt wurde, wie die Geschichte des Reiki, Grundpositionen und Grundlagen der Reiki-Behandlung und die diversen Möglichkeiten in der Theorie erklärt und anschließend auch geübt wurden, so verlief der zweite Kurs auf seine Art ganz neu und für mein Empfinden anspruchsvoller.

Da ich selbst neben der Auffrischung auch etwas dazu lernen wollte, interessierte mich besonders das erlernen des Fern-Reiki, da ich doch viele Bekannte habe, die weit entfernt leben.

Die Arbeit mit Mantras war mir nicht unbekannt, da ich bereits einige durch verschiedene Meditationspraktiken kannte. Die Arbeit mit Symbolen damit war komplett neu für mich, auch wenn ich schon mehrfach von der Verwendung von Symbolen bei Heilpraktikern gehört hatte. Und die Wirkung über die Entfernung bestätigte mir, dass wir alle eins sind im Universum.

Das Erlernen von Reiki für die Vergangenheit zur Reinigung und Verarbeitung von Karma und Trauma begeisterten mich. Wenn man schlechtes Karma ablegen bzw. reinigen kann, um nicht negativ auf das Hier und Jetzt zu wirken, so ist das ein besonderes Geschenk.

Es gibt sicher auch Angebote in Ihrer Nähe. Geben Sie sich und Reiki eine Chance auf ein Kennen lernen.

Ganz besonders wichtig für mich waren auch hier wieder die Selbstreinigung und Selbstbehandlung, denn ich spüre wie mir die Energie immer wieder neue Kraft gibt und mich nachhaltig heilt.

Haftungsausschluss

Die Autorin übernimmt keinerlei Gewähr für die Aktualität, Korrektheit, Vollständigkeit oder Qualität der bereitgestellten Informationen. Haftungsansprüche gegen die Autorin, welche sich auf Schäden materieller oder ideeller Art beziehen, die durch die Anwendung oder Nichtanwendung der dargebotenen Informationen bzw. durch die Anwendung fehlerhafter und unvollständiger Informationen verursacht wurden, sind grundsätzlich ausgeschlossen, sofern seitens der Autorin kein nachweislich vorsätzliches oder grob fahrlässiges Verschulden vorliegt. An dieser Stelle wird erneut darauf hingewiesen, dass für alle Belange im Zusammenhang mit der Gesundheit oder Krankheit des Lesers ein Arzt oder medizinischer Berater seitens des Lesers aufgesucht werden sollte. Die Autorin ist nicht Angehörige eines medizinischen Berufes.

Bei direkten oder indirekten Verweisen auf fremde Autoren oder Webseiten, die außerhalb des Verantwortungsbereiches der Autorin liegen, würde eine Haftungsverpflichtung ausschließlich in dem Fall in Kraft treten, in dem die Autorin von den Inhalten Kenntnis hat und es ihr technisch möglich und zumutbar wäre, die Nutzung im Falle rechtswidriger Inhalte zu verhindern. Die Autorin ist bestrebt, die Urheberrechte für verwendete Bilder, Grafiken und Texte zu beachten. Aus diesem Grund wurden für die abgebildeten Bluttestergebnisse und die die Buchcovererstellung ausschließlich eigene Bilder und medizinische Unterlagen verwendet. Das Copyright für veröffentlichte, von der Autorin selbst erstellte Objekte bleibt allein bei der Autorin des Buches. Eine Vervielfältigung oder Verwendung von Grafiken und Texten in anderen gedruckten Publikationen ist ohne ausdrückliche Zustimmung der Autorin nicht gestattet.

Sofern Teile oder einzelne Formulierungen dieses Textes der geltenden Rechtslage nicht, nicht mehr oder nicht vollständig entsprechen sollten, bleiben die übrigen Teile des Dokumentes in ihrem Inhalt und ihrer Gültigkeit davon unberührt.

Kontakt

Sie erreichen die Autorin Susanne Bergmann auf Ihrer Webpage

http://susannebergmann.jimdo.com/